AF313668

TRAITEMENT CHIRURGICAL

DU

CORNAGE CHRONIQUE

9445-91. — CORBEIL. Imprimerie CRÉTÉ.

TRAITEMENT CHIRURGICAL

DU

CORNAGE CHRONIQUE

PAR

P.-J. CADIOT

PROFESSEUR A L'ÉCOLE VÉTÉRINAIRE D'ALFORT

Avec 18 figures dans le texte.

PARIS

ASSELIN ET HOUZEAU

LIBRAIRES DE LA FACULTÉ DE MÉDECINE

et de la Société centrale de médecine vétérinaire

PLACE DE L'ÉCOLE-DE-MÉDECINE

1891

TRAITEMENT CHIRURGICAL

DU

CORNAGE CHRONIQUE

I

DU CORNAGE PROVOQUÉ PAR LA PARALYSIE LARYNGIENNE

L'expression de *cornage* a été donnée par les hippiâtres à une affection symptomatique, particulièrement commune chez le cheval, et caractérisée par un bruit anormal « râlant, ronflant ou *sifflant* » de la respiration, bruit surtout intense ou même accusé exclusivement au temps d'inspiration. Les diverses altérations qui créent un obstacle à la libre circulation de l'air dans les voies respiratoires supérieures s'accompagnent de cornage. Celui-ci est *aigu* ou *chronique*, selon qu'il est lié à une maladie récente, passagère, ou à une lésion ancienne, définitive.

Parmi les états morbides qui donnent lieu au cornage chronique, il en est un — la paralysie des muscles du larynx — dont l'extrême fréquence a été révélée par les recherches anatomo-pathologiques faites dans le courant de ce siècle; ces recherches ont établi que sur 100 cas de cornage incurable, 95 sont sous la dépendance de la paralysie du larynx. Celle-ci est rarement *totale;* presque toujours on la trouve *unilatérale*, localisée au côté *gauche*. Dans les cas où elle est consécutive aux maladies des bronches ou du poumon, l'hémiplégie laryngienne est le résultat de l'inflammation du nerf laryngé inférieur correspondant ou de sa compression par les ganglions bronchiques hypertrophiés; la différence de rapports des récurrents à leur point d'émergence des pneumogastriques rend parfaitement compte de la localisation des altérations laryngiennes. Lorsqu'elle apparaît sans avoir été précédée d'une affection bronchique ou pulmonaire, elle est due soit à l'hérédité, soit à une lésion accidentelle du récurrent ou du pneumogastrique.

Il suffit de jeter un coup d'œil sur l'orifice supérieur d'un larynx frappé d'hémiplégie pour juger de la déformation éprouvée par l'organe. Cet orifice, circonscrit par l'épiglotte, les replis aryténo-épiglottiques et les cartilages aryténoïdes, est rétréci et rendu manifestement asymétrique par la situation anormale qu'occupe l'aryténoïde gauche, abaissé et plus rapproché de la ligne médiane que son congénère. L'affaissement de ce cartilage entraîne nécessairement un changement de position de la corde vocale fixée à son bord inférieur : elle est légèrement portée en arrière et en dedans, par conséquent vers la corde vocale opposée, ce qui produit encore un rétrécissement notable de la partie inférieure de la glotte (voy. *fig.* 1). Ces modifications anatomiques, plus ou moins accusées suivant l'ancienneté de l'affection, sont généralement en rapport avec l'intensité du bruit respiratoire constaté pendant la vie. Dès qu'elles existent, le fonctionnement de l'appareil laryngien devient très imparfait. Les muscles crico-aryténoïdiens postérieur et latéral, thyro-aryténoïdien et aryténoïdien, dégénérés, sont incapables de remplir leur rôle physiologique; l'ouverture supérieure du larynx, dont les dimensions transversales sont déjà diminuées, ne peut plus s'agrandir, et

elle se resserre encore pendant l'inspiration lorsque les
mouvements respiratoires sont accélérés. Tant que la res-

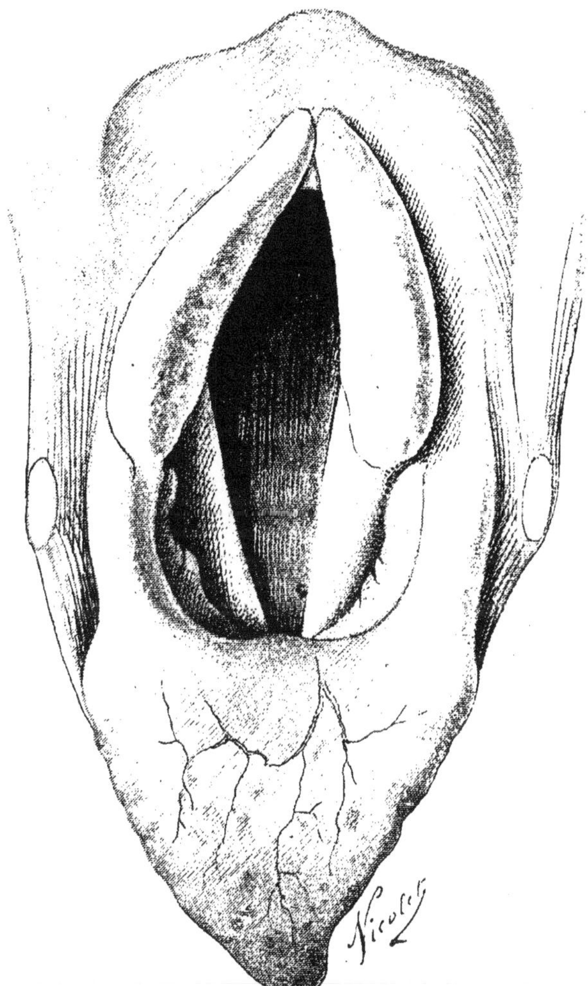

Fig. 1. — Orifice supérieur du larynx et glotte d'un cheval atteint de
cornage chronique.

piration est calme, l'air traverse silencieusement le détroit
laryngien, mais dès qu'elle est activée par l'exercice, l'ary-

ténoïde gauche, au lieu d'être porté en haut et en dehors par l'action des muscles préposés à cet effet, se déplace en sens inverse ; poussé par l'air inspiré, il se porte en bas et en dedans, vers la glotte et contre le cartilage aryténoïde opposé, en entraînant la corde vocale : l'entrée du larynx étant ainsi considérablement rétrécie, la respiration devient insuffisante, pénible et bruyante.

Tel est le mécanisme de production du cornage lié à l'hémiplégie laryngienne. Le bruit anormal est provoqué par l'obstacle qu'opposent, à l'accomplissement de la respiration, le cartilage aryténoïde et la corde vocale gauches rapprochés de la ligne médiane et devenus inertes.

Dans les cas exceptionnels de paralysie totale, les deux aryténoïdes se portant simultanément au devant de la glotte pendant l'inspiration et les cordes vocales exécutant le mouvement commandé par ces cartilages, le calibre de la partie supérieure du larynx se trouve considérablement réduit, et le cornage se fait entendre avec son maximum d'intensité.

II

TRAITEMENT

La connaissance de la pathogénie du cornage consécutif aux affections pulmonaires a permis d'instituer un traitement prophylactique sur lequel plusieurs auteurs ont appelé l'attention. Par l'administration des altérants, notamment de l'iodure de potassium, on a cherché à prévenir l'action compressive et atrophique qu'exercent sur le nerf laryngé inférieur gauche les ganglions bronchiques hypertrophiés ; mais l'efficacité de cette médication est des plus aléatoires. Peut-être dans une partie des cas où elle échoue, la paralysie du récurrent est-elle le résultat de la pression exercée sur lui par le poumon enflammé ou de

l'extension à son tissu de la phlegmasie localisée d'abord
au poumon et à la plèvre (Günther, Möller, Vaerst).

Quant aux moyens thérapeutiques dirigés contre le cornage
réalisé, ils n'ont guère donné que des insuccès. Les prépara-
tions arsenicales, l'iode et ses composés, les mercuriaux,
la strychnine administrée en pilules, en injections tra-
chéales ou hypodermiques, l'électricité, la cautérisation
actuelle, ont été essayés par un grand nombre de vétérinaires, et souvent plusieurs de ces agents ont été mis en
œuvre. Quoi qu'on ait fait, les résultats ont été à peu près
nuls. Si l'on a réussi à améliorer momentanément l'état
de quelques sujets, à arrêter pendant un certain temps la
marche du mal, la guérison a été une très rare exception,
et elle n'a été obtenue que dans des cas de date récente.

On en était arrivé à considérer le cornage chronique
comme une affection au-dessus de la puissance de l'art, à
le classer parmi les maladies auxquelles on ne peut remédier que par un traitement palliatif, et à voir dans la
trachéotomie le seul et dernier moyen permettant d'utiliser
les animaux qui en étaient atteints. Cependant, depuis
longtemps déjà, l'insuffisance des traitements ordinaires
en usage pour le combattre, ainsi que les graves inconvénients et les accidents éloignés qu'entraîne si souvent la
trachéotomie, avaient fait naître l'idée d'une intervention
chirurgicale directe sur la partie déformée du larynx. On
avait cherché à supprimer l'obstacle apporté à l'exécution
de la respiration par l'abaissement de l'aryténoïde et la
déviation de la corde vocale, en pratiquant l'excision de
ces organes.

C'est à Günther, professeur à l'école vétérinaire de
Hanovre, que l'on doit les premières tentatives faites dans
cette voie (1845). Ce vétérinaire effectua d'abord la *résec-
tion des deux cordes vocales* sur un certain nombre de cor-
neurs; l'opération ne fut suivie d'aucune amélioration. Il
essaya ensuite successivement *l'ablation de la corde vocale
du côté paralysé, l'excision partielle de l'aryténoïde, l'ex-*

tirpation totale de ce cartilage, l'ablation de la corde vocale et du ventricule correspondant, enfin la fixation de l'aryténoïde au thyroïde. Ces diverses opérations ne réussirent guère mieux que la première. Quelques animaux succombèrent rapidement et presque tous ceux qui survécurent conservèrent un cornage aussi intense qu'avant le traitement. Günther déclara pourtant avoir obtenu quelques résultats favorables par l'ablation partielle de l'aryténoïde et par la fixation de ce cartilage au thyroïde.

Ces expériences furent répétées à Berlin par Gerlach, à Alfort par H. Bouley, à Copenhague par Stockfleth et à Turin par Bassi, puis on les abandonna. Partout elles n'avaient donné que des résultats malheureux, nuls ou douteux.

Dans ces dernières années, le traitement chirurgical du cornage, qui, lui aussi, paraissait définitivement condamné, a été remis à l'étude par Möller, professeur de chirurgie à l'école vétérinaire de Berlin, et Fleming, vétérinaire en chef de l'armée anglaise. Ces auteurs ont fait connaître deux procédés qui ont donné un certain nombre de succès. Möller a exposé sa technique opératoire dans un mémoire traduit par Hendrickx (1). Fleming a décrit la sienne dans un ouvrage où l'on trouve d'intéressants documents sur la paralysie laryngienne (2).

Après s'être assuré que l'excision des cordes vocales ne peut donner la guérison, Möller, convaincu que l'obstacle produisant le cornage existe à l'orifice supérieur du larynx, fit une série de recherches dans le but d'arriver à immobiliser l'aryténoïde en l'ankylosant sur le cricoïde ou en le fixant au thyroïde.

Un premier procédé consistait à sectionner, sur la ligne médiane, le cricoïde et les deux premiers cerceaux de la trachée, puis, au moyen d'un bistouri pointu, à ouvrir l'articulation crico-aryténoïdienne, en incisant le ligament

---

(1) Möller, *Das Kehlkopfpfeifen der Pferde (Hemiplegia laryngis) und seine operative Behandlung.* Stuttgart, 1888. Trad. in *Annal. de Méd. vét.* 1888-89.
(2) Fleming, *Roaring in Horses.* London, 1889.

capsulaire de cette petite arthrodie; l'opéré était ensuite laissé au repos pendant quelques semaines. On pouvait espérer que l'aryténoïde, ankylosé sur le cricoïde, ne s'affaisserait plus sous la poussée de l'air inspiré. L'état de la plupart des chevaux ainsi traités fut sensiblement amélioré, mais le cornage ne disparut complètement sur aucun d'eux.

Möller expérimenta ensuite une autre opération permet-

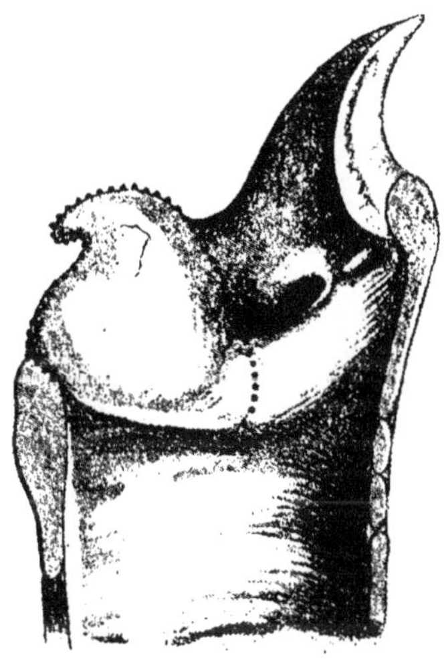

Fig. 2. — Opération de Möller. — Coupe verticale et antéro-postérieure du larynx. Ligne pointillée représentant l'incision de la muqueuse sur les bords de l'aryténoïde.

tant de fixer le cartilage aryténoïde au thyroïde au moyen d'une ligature, sans ouverture préalable du larynx ni de la trachée; cette aryténopexie fut généralement suivie d'une aggravation du cornage. Il essaya encore la myotomie du crico-aryténoïdien postérieur paralysé, en découvrant le larynx par une incision faite au bord inférieur de la parotide, entre les veines jugulaire et maxillaire externe; il comptait sur le travail cicatriciel pour raccourcir le muscle, maintenir et peut-être relever l'aryténoïde; mais les effets du traumatisme furent des plus inconstants. Le cornage persista sur presque tous les sujets soumis à ce traitement.

Ces différents procédés étant très infidèles, Möller se décida à pratiquer l'excision complète du cartilage aryténoïde (*fig.* 2), opération qui lui a donné, en 1887-1888. vingt-deux guérisons sur trente cas, soit une proportion de succès de 75 p. 100.

Les premières expériences de Fleming remontent à

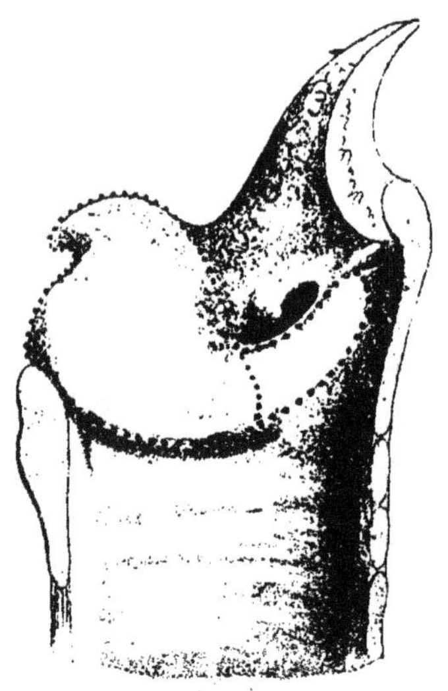

Fig. 3. — Opération de Fleming. — Coupe du larynx. Lignes pointillées montrant les incisions faites sur la muqueuse pour pratiquer l'ablation de l'aryténoïde et de la corde vocale.

1878. La possibilité de guérir le cornage par une opération, dit ce vétérinaire, « me fut suggérée par l'examen d'un cheval atteint d'une fracture du cartilage thyroïde. Pour remédier à l'accident, la cavité du larynx fut mise à découvert, et je fus étonné de l'impunité avec laquelle son intérieur pouvait être exploré. La révélation que me fournit ce fait me conduisit à tenter la cure du cornage par une opération simple et sûre. La physiologie du larynx du

cheval et la facilité avec laquelle il se prête à un traitement chirurgical étant peu connues, j'ai dû, comme ceux
qui m'ont précédé dans cette voie, faire des essais variés. »

Fleming a successivement expérimenté, sans succès ou
à peu près, l'excision de la corde vocale gauche, celle de
la partie supérieure de l'aryténoïde, l'ablation de la corde
et de la plus grande partie du cartilage. Il a pratiqué ensuite l'extirpation totale de l'aryténoïde et a obtenu tantôt
la guérison, tantôt seulement une atténuation du bruit.
A l'examen de larynx provenant de chevaux sur lesquels
l'opération n'avait pas réussi ou n'avait donné que des
demi-succès, il lui a semblé que la persistance du cornage
était due à la corde vocale. « Il y avait là une démonstra-
tration pratique de la part qu'elle prend à la production du
bruit. Conséquemment, on trouva nécessaire, afin d'assu-
rer une cure plus certaine, d'exciser la corde vocale en
même temps que le cartilage aryténoïde (*fig.* 3). Ce procédé m'a donné des résultats très satisfaisants. »

Ainsi, tandis que Möller conseille de s'en tenir à l'excision du cartilage paralysé, Fleming recommande d'enlever
l'aryténpïde et la corde vocale. Bien que je n'aie pas encore une longue pratique de ces opérations, mon choix est
fait ; je n'hésite plus à donner la préférence, dans tous les
cas, au procédé de Möller ; il a sur l'autre l'avantage de
ne nécessiter à la muqueuse laryngienne qu'une brèche
limitée et régulière. D'ailleurs, lorsque le résultat obtenu
est incomplet ou nul, la corde vocale n'est pour rien dans
la persistance du cornage ; la rétraction cicatricielle ne
peut que la tendre dans la situation qu'elle occupe ou en
la portant légèrement en dehors.

III

ARYTÉNECTOMIE

Pour effectuer méthodiquement et avec les chances de succès actuellement réalisables l'excision du cartilage aryténoïde, quelques instruments spéciaux sont nécessaires :

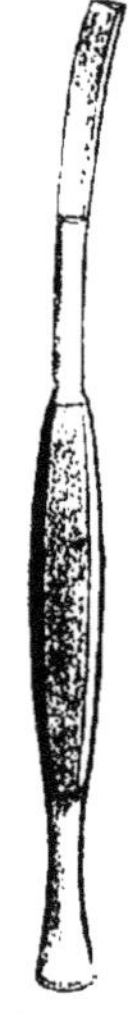

Fig. 4. — Bistouri boutonné.

1° Un couteau rasoir ou bistouri boutonné à lame étroite (*fig.* 4).

2° Des ciseaux à lames très courbes, dont la partie active est presque perpendiculaire aux branches (*fig.* 5).

3° Une forte érigne à ressort (*fig.* 6).

4° Une pince-érigne formée de deux branches terminées en griffe et articulées (*fig.* 7), ou une longue et solide pince à dents de rat.

5° Une canule-tampon présentant la disposition de celle employée chez l'homme par Trendelenburg et destinée à

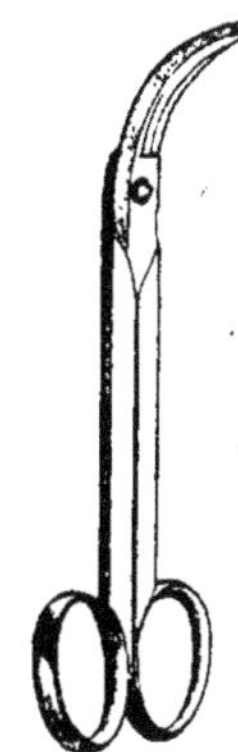

Fig. 5. — Ciseaux courbes.

empêcher l'introduction de corps étrangers dans la trachée (*fig.* 8). C'est un long tube à trachéotomie dont le pavillon est pourvu d'un chapiteau qui protège l'orifice

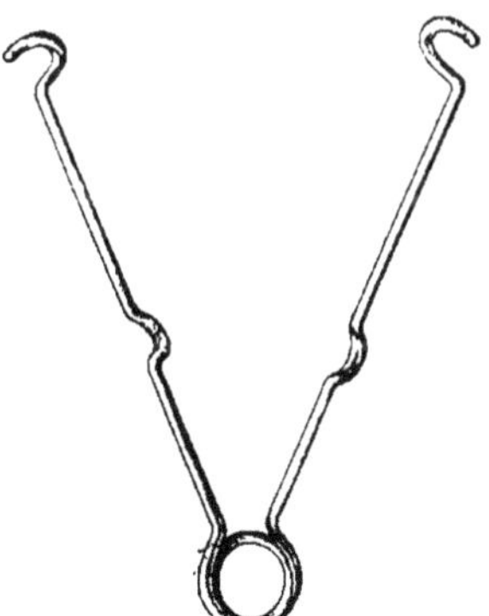

Fig. 6. — Érigne dilatatrice.

extérieur de la canule ; celle-ci est entourée d'un manchon de caoutchouc étroitement appliqué sur elle vers ses bords et disposé en ballon à sa partie moyenne, laquelle communique avec l'extérieur par un étroit conduit fixé sur la face interne de la canule et dont l'extrémité est

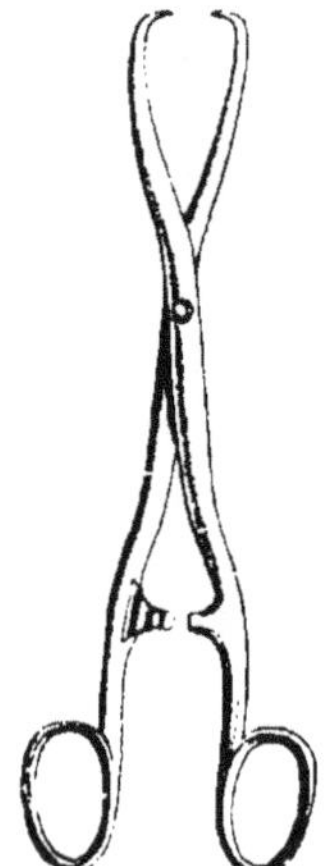

Fig. 7. — Pince à griffes.

nettement détachée sur le pavillon (Voy. *fig.* 9). On gonfle le manchon en accumulant de l'air dans son intérieur à l'aide d'une soufflerie en caoutchouc. — On peut rem-

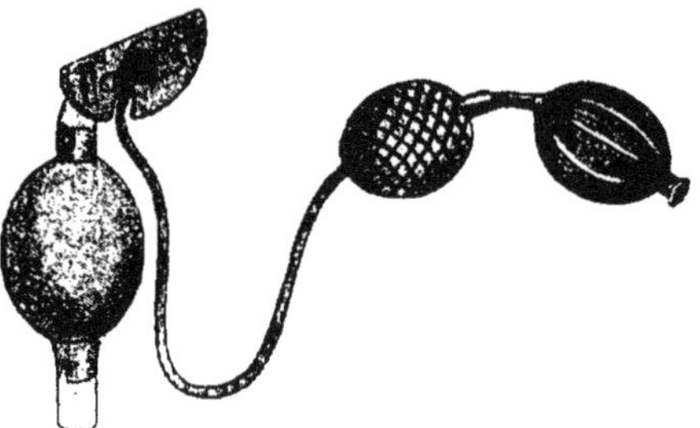

Fig. 8. — Canule-tampon.

placer cet instrument par une canule ordinaire (simple) à trachéotomie entourée de couches de gaze fixées au moyen de deux ligatures.

6° Une aiguille courbe pourvue d'un chas près de sa pointe et montée sur un manche métallique (Voy. *fig.* 15).

Il faut encore se munir de longs ciseaux droits, de ciseaux courbes ordinaires, de bistouris, de pinces anatomiques et à forcipressure, d'éponges fixées entre les mors de pinces à verrou, d'aiguilles, de catgut (n° 1 ou 2) et de soie (n° 3 ou 4) ou de fil de Bretagne, d'ouate, de gaze phéniquée ou iodoformée et d'une solution antiseptique.

L'animal anesthésié (1) est placé en position dorsale et maintenu dans cette attitude au moyen d'une barre tenue par deux ou quatre aides. La tête bien étendue sur l'encolure, la région de la gorge est rasée sur une surface limitée en avant par l'hyoïde, en arrière par le quatrième cerceau trachéal, latéralement par les branches du maxillaire inférieur et le tendon du sterno-maxillaire. La peau rasée est savonnée à l'eau tiède, puis lavée avec une solution de sublimé à 1 p. 1000.

Manuel opératoire. — *Premier temps : Incision de la peau et des muscles qui recouvrent le larynx.* — L'incision des tissus qui recouvrent la face inférieure du larynx doit être faite sur la ligne médiane et s'étendre du corps du thyroïde au deuxième ou au troisième cerceau trachéal. A l'exploration de la région on reconnaît aisément ces points de repère. Cela fait, avec le bistouri convexe on divise la peau en donnant d'emblée à l'incision toute son étendue; les bords s'écartent légèrement et montrent le raphé des muscles sterno-hyoïdiens et omoplat-hyoïdiens. La couche musculaire peut ainsi être incisée exactement sur la ligne médiane. La division du tissu conjonctif prélaryngien com-

---

(1) Comme agent anesthésique, j'ai d'abord employé opiniâtrement le chloral (au 1/3 ou au 1/6e), en injection intra-veineuse (jugulaire); mais ce procédé expose à de graves accidents. Mieux vaut faire usage de l'éther, du chloral en lavement associé au chlorhydrate de morphine en injections hypodermiques, ou du chloroforme. De récentes recherches (Möller, Guinard) ont établi que le chloroforme n'est guère plus dangereux chez le cheval que chez l'homme.

plète ce premier temps. — L'hémorragie est toujours faible ; généralement il suffit de quelques affusions froides pour l'arrêter. Lorsque de petites branches artérielles ont été sectionnées au niveau du plan musculaire ou de la couche conjonctive profonde (vascularisation augmentée à la suite de frictions vésicantes ou de la cautérisation), on doit pratiquer la torsion des abouts ou appliquer sur ceux-ci des pinces à forcipressure. Dès que l'hémostase est obtenue, on procède à l'exécution du deuxième temps.

Deuxième temps : Incision du larynx et des deux premiers cerceaux de la trachée. Introduction et fixation de la canule. — Cette incision peut se faire d'un seul coup, d'avant en arrière, en plongeant le bistouri dans le ligament crico-thyroïdien, en arrière du corps du thyroïde, sur la ligne médiane, et en divisant successivement ce ligament, le cartilage cricoïde, le ligament crico-trachéal et les premiers cerceaux de la trachée (1). Mais, en agissant ainsi, on s'expose à blesser l'une des cordes vocales, soit pendant un mouvement de réaction de l'animal incomplètement anesthésié, soit parce que l'instrument est introduit à côté de la ligne médiane ou suivant une direction oblique. Pour éviter cet accident, il faut procéder de la manière suivante. Le bistouri, tenu verticalement, le tranchant en arrière, est plongé dans le ligament crico-thyroïdien, immédiatement en avant du cartilage cricoïde, ensuite on incise ce cartilage, le ligament crico-trachéal et les deux premiers cerceaux de la trachée, puis, les lèvres de l'incision laryngo-trachéale éloignées l'une de l'autre par des écarteurs ou par l'érigne dilatatrice, on achève l'incision de la membrane crico-thyroïdienne d'arrière en avant et de dedans en dehors, en tenant le bistouri en archet renversé. On voit très distinctement les cordes vocales se porter plus ou moins en dehors au mo-

---

(1) On peut arrêter l'incision au premier cerceau de la trachée, à la condition de ne pas employer de canule, ou de ne la placer qu'au moment de faire le pansement.

ment de l'inspiration ; on profite de ce moment pour inciser la membrane crico-thyroïdienne jusqu'au corps du thyroïde, sans endommager les cordes. On introduit ensuite la canule dans la trachée ; dès qu'elle est placée, un aide fait

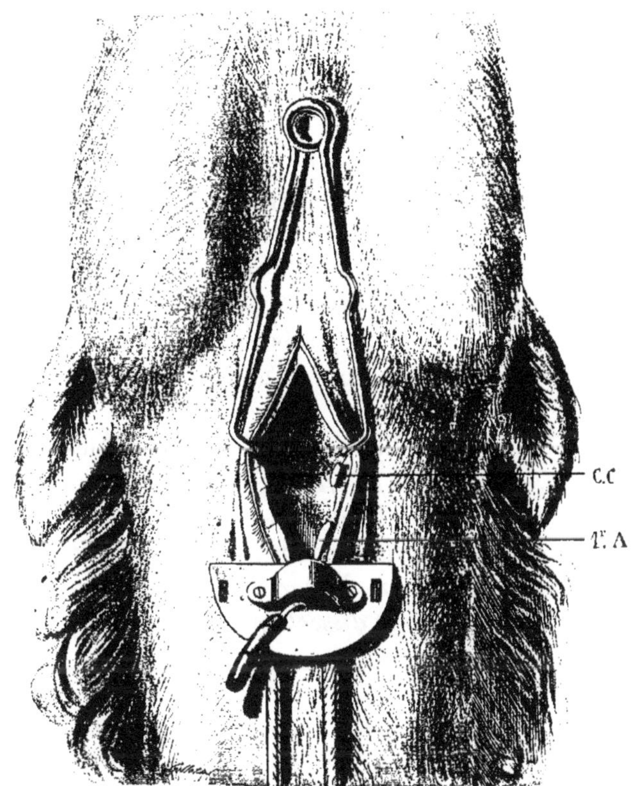

Fig. 9. — Aryténectomie. — Le *deuxième temps* est effectué. Le ligament crico-thyroïdien, le cartilage cricoïde, le ligament crico-trachéal et les deux premiers anneaux de la trachée sont sectionnés. La canule et l'érigne sont placées. — CC, cricoïde ; 1ᵉʳ A, premier anneau trachéal.

fonctionner la soufflerie et gonfle *modérément* la gaine élastique ; l'opérateur se rend compte du degré de distension de celle-ci en introduisant l'index et le médius de la main gauche dans la partie supérieure de la trachée ou en palpant le réservoir à air de la soufflerie. Dès qu'il la juge suffisante, une ligature est appliquée sur le tube de caoutchouc, près du pavillon, puis ce tube est coupé à un centimètre de la ligature (Voy. *fig.* 9). Bien que la gaine élastique soit gonflée au degré voulu, la canule a une tendance à glisser vers le larynx; on la maintient en situation fixe au moyen d'une anse de fouet, de bourdonnet ou de bande, placée sous le pavillon et dont les chefs sont tirés en arrière (*fig.* 9).

Troisième temps : Ablation du cartilage aryténoïde. — Il suffit d'examiner comparativement le jeu des aryténoïdes pour reconnaître immédiatement celui qui est frappé de paralysie et pour juger du degré de celle-ci. Dans toutes les opérations que j'ai faites jusqu'à présent, l'hémiplégie a été constatée à gauche; dans trois cas, les deux cartilages étaient atteints, mais toujours le gauche à un degré bien plus accusé que l'autre.

L'ablation de l'aryténoïde comporte les manœuvres suivantes : a) *Incision de la muqueuse le long des bords supérieur et postérieur du cartilage ;* b) *section de la corde vocale, dissection du cartilage sur ses bords inférieur, antérieur et sa face externe ;* c) *section du cartilage près de son articulation avec le cricoïde ;* d) *dissection du cartilage à sa face supérieure.*

a) Au moyen du bistouri boutonné et en exerçant sur lui une légère pression, on incise la muqueuse en longeant les bords supérieur et postérieur de l'aryténoïde (*fig.* 10). L'instrument est porté à l'entrée du larynx, sur la ligne médiane, puis dirigé d'avant en arrière jusqu'au cricoïde, ensuite de dedans en dehors et de bas en haut jusqu'à l'insertion de la corde vocale. On peut faire cette incision à quelque distance des bords du cartilage afin de ménager la muqueuse; celle-ci doit être entièrement divisée; si elle l'est incomplètement du premier coup, une nouvelle action du bistouri est nécessaire.

b) Avec de longs ciseaux droits bien affilés, on coupe la

corde vocale à son insertion sur l'aryténoïde (*fig*. 11), ensuite on dissèque celui-ci à petits coups, d'arrière en avant, en sectionnant la muqueuse le long de son bord inférieur et les fibres musculaires (crico-aryténoïdien et

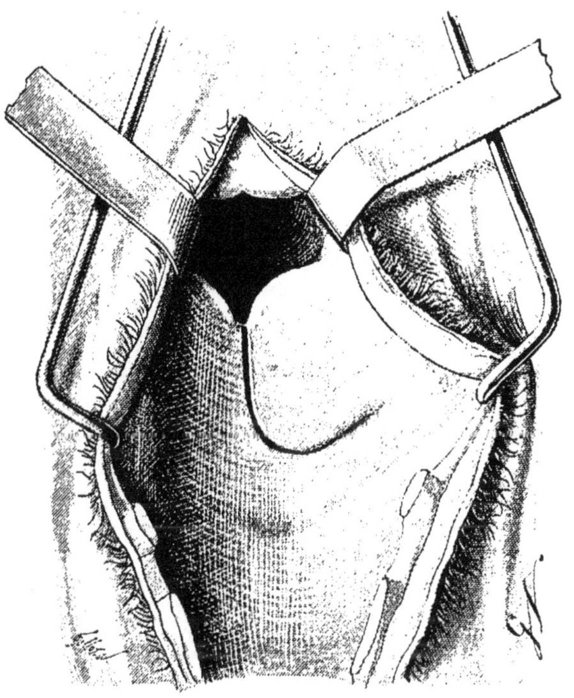

Fig. 10. — *Troisime temps : a*) Incision de la muqueuse le long des bords supérieur et postérieur de l'aryténoïde. (*Pour la clarté de la démonstration, l'incision du deuxième temps est prolongée, en avant jusqu'à la partie moyenne de l'épiglotte, en arrière jusqu'au quatrième anneau trachéal*).

thyro-aryténoïdien) qui s'insèrent à sa face externe (*fig*. 12), puis, tenant les ciseaux verticalement, on détache, de haut en bas, la muqueuse qui garnit son bord antérieur. — Pour favoriser l'exécution de cette partie du troisième temps, le cartilage doit être solidement maintenu à l'aide de la pince-érigne ou d'une longue pince à dents de rat; il est porté vers la ligne médiane lorsqu'on

2

dissèque son bord inférieur et sa face externe, il est tiré
en arrière et en haut lorsqu'on sectionne la muqueuse à son
bord antérieur. La seule règle importante, c'est de tenir
toujours la pointe des ciseaux au contact du cartilage, de

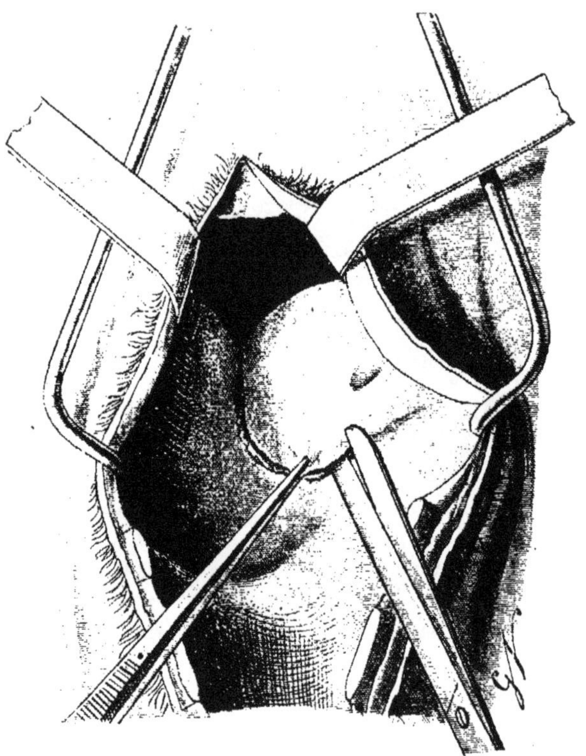

Fig. 11. — *Troisième temps :* *b*) Section de la corde vocale.

raser celui-ci, de ménager la muqueuse, le ventricule
laryngien ainsi que les tissus détachés de la face externe
de l'aryténoïde ; si elle est rigoureusement observée, il n'y
a pas le moindre danger de pénétrer dans le ventricule.
Vers la fin de cette partie du troisième temps, lorsqu'on
sépare du cartilage les fibres du muscle thyro-aryténoïdien,

on coupe la branche laryngienne de l'artère thyroïdienne (*fig.* 13, A); l'hémorragie qui en résulte n'a rien d'inquiétant; on peut l'arrêter en tordant le vaisseau ou en appliquant sur son extrémité une pince à forcipressure

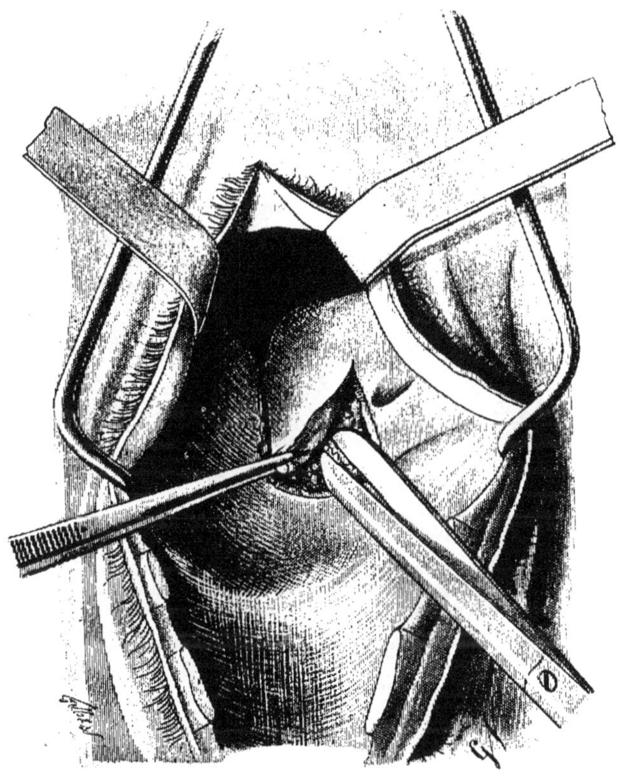

Fig. 12. — *Troisième temps :* b) Dissection de l'aryténoïde à son bord inférieur et à sa face externe.

qui doit être maintenue par un aide; on peut aussi continuer l'opération sans y prêter aucune attention, mais l'opérateur est gêné par le sang pour effectuer les manœuvres ultérieures.

c) L'aryténoïde, soulevé et immobilisé à l'aide d'une

forte pince ou de la pince à griffes tenue de la main gauche, est sectionné, de dehors en dedans, près de son angle
postéro-supérieur ou articulaire, au moyen du bistouri
boutonné. Celui-ci, tenu verticalement ou dans une direc-

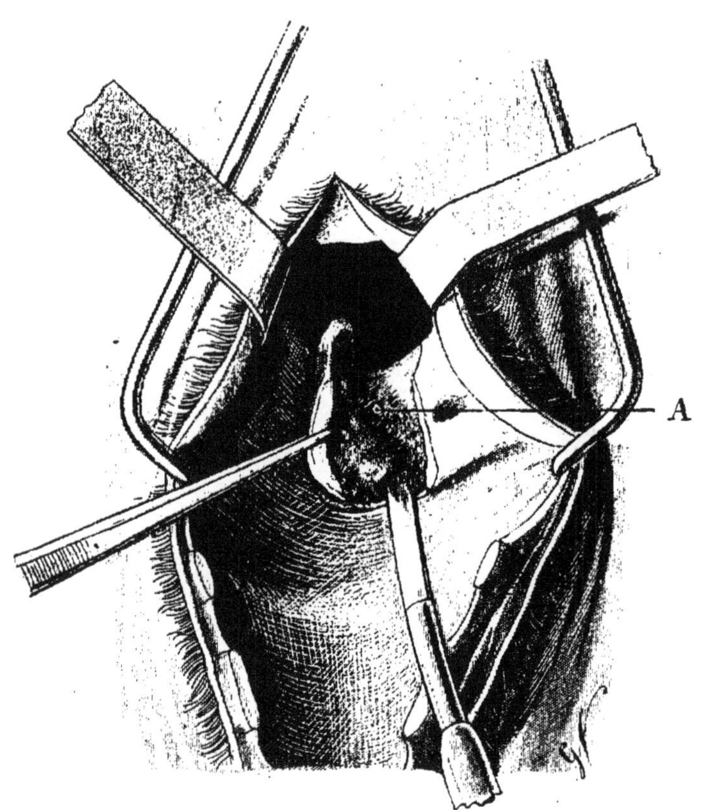

Fig. 13. — *Troisième temps :* c) Section de l'aryténoïde près de son angle
articulaire. — A, branche laryngienne de l'artère thyroïdienne.

tion légèrement oblique en bas et en avant, est porté sur
la partie externe de l'aryténoïde, immédiatement en avant
du cricoïde (*fig.* 13); on lui imprime un mouvement de
scie très limité associé à une certaine pression, en ayant
soin d'éviter une échappée. Lorsque l'aryténoïde est par-

tiellement ossifié (dans près de la moitié des cas), il faut
agir avec assez de force. Une sensation de résistance
vaincue et une très grande mobilité du cartilage qui se

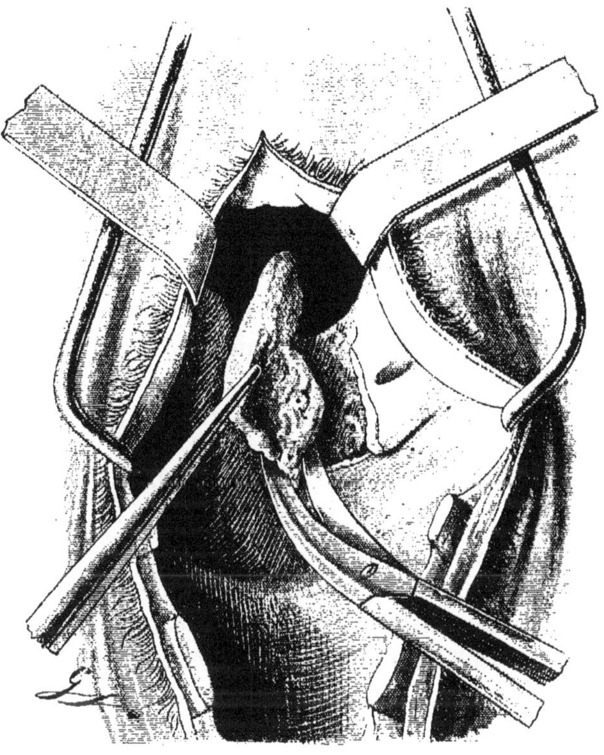

Fig. 14. — *Troisième temps : d*) Excision du cartilage au moyen des ciseaux
courbes.

laisse facilement déplacer dans tous les sens indiquent que
la section est achevée.

Möller coupe l'aryténoïde de dedans en dehors après
l'avoir immobilisé en appliquant sur sa face externe l'index de la main gauche.

d) La dissection de l'aryténoïde à sa face supérieure
se fait avec les ciseaux courbes. On soulève le cartilage
à l'aide de la pince, on engage sous sa partie postérieure

l'extrémité des ciseaux dont les branches sont tenues à peu près verticalement (*fig.* 14), et, en rasant sa face supérieure d'arrière en avant, on en détache les fibres du muscle aryténoïdien ; les dernières adhérences existent au niveau du *bec ;* avec un peu d'attention, on arrive à les rompre sans entamer les parties voisines. Möller abandonne dans la plaie l'angle articulaire de l'aryténoïde. On peut facilement l'enlever en le saisissant entre les mors d'une longue pince et en le disséquant au moyen des ciseaux courbes ordinaires.

Pour effectuer la section de l'aryténoïde et détruire les adhérences de sa face supérieure (c, d), on est quelquefois gêné par le sang et les mucosités pharyngiennes que projettent dans le larynx les mouvements de déglutition ; il faut alors nettoyer le champ opératoire avec des serviettes fines, des tampons d'ouate ou de petites éponges serrées entre les mors de pinces à verrou.

Lorsque les manœuvres qui viennent d'être décrites ont été bien exécutées, la perte de substance, à peu près d'égale étendue en longueur et en largeur, est nette sur ses bords et dans toute son étendue.

C'est intentionnellement que je ne décris pas l'excision de la corde vocale ; il n'y a aucun avantage à la pratiquer ; j'en ai indiqué plus haut les raisons.

Quatrième temps : Suture. — Les bords antérieur et postérieur de la plaie sont réunis par deux ou trois fils de catgut placés au moyen de l'aiguille *ad hoc*, solidement fixée sur son manche. Munie d'un fil d'une longueur de 35 à 40 centimètres, l'aiguille est portée sur la lèvre antérieure de la plaie, à environ 1 centimètre 1/2 de la ligne médiane ; là, on traverse la muqueuse d'avant en arrière et de dehors en dedans, puis, en un point correspondant, celle de la lèvre postérieure d'avant en arrière et de dedans en dehors (*fig.* 15) ; avec une pince on saisit le fil dont on amène un des chefs à l'extérieur ; l'aiguille

est ensuite retirée, son chas garni de l'autre bout du fil ;
il n'y a plus qu'à faire un nœud droit que l'on doit serrer
sans exercer de traction sur la muqueuse, mais au moyen

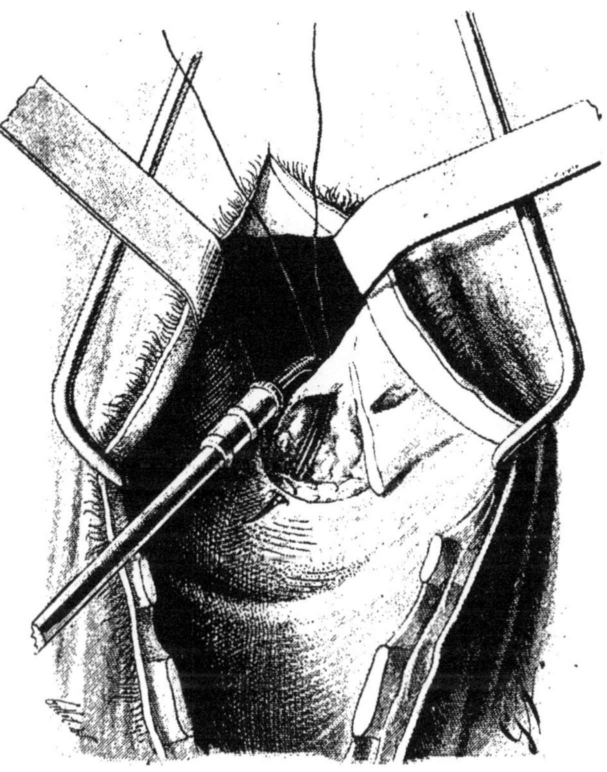

Fig. 15. — *Quatrième temps: Suture*. Manière de passer les fils. (L'aiguille
doit traverser les lèvres antérieure et postérieure en des points également
distants de la ligne médiane et à trois millimètres environ du
bord libre de ces lèvres ; elle doit entamer la lèvre postérieure un peu
plus que ne l'indique la figure et ne prendre que la muqueuse).

des pouces ou des index introduits dans le larynx et agissant sur chacun des chefs ; ceux-ci sont coupés à quelques
millimètres du nœud.

On place de la même manière les deux autres points de

suture (*fig.* 16). Lorsque la branche laryngienne de l'artère thyroïdienne a été comprimée entre les mors d'une pince

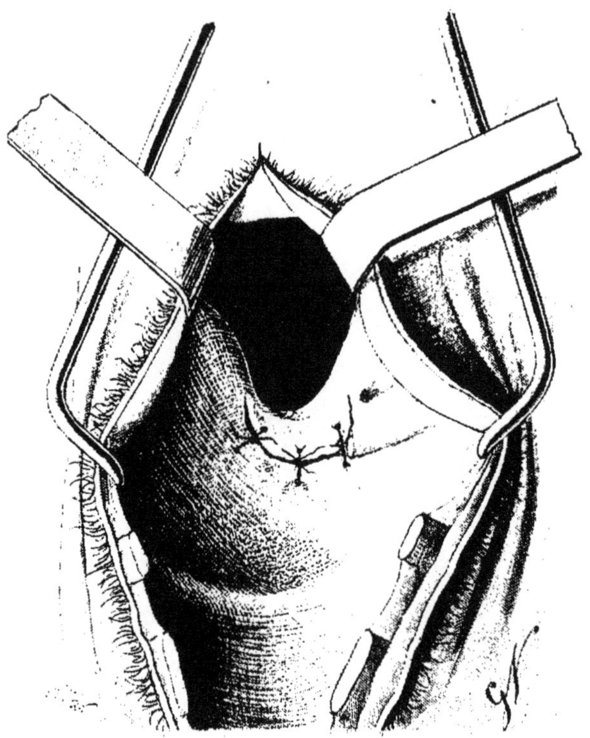

Fig. 16. — La suture est terminée. Position des trois points. (Lorsque la suture est bien faite, les trois fils sont à peu près parallèles entre eux et à la ligne médiane; le premier n'a pas la direction oblique indiquée sur la figure.)

hémostatique, souvent l'hémorragie est insignifiante une fois la suture terminée.

Pansement. — Après avoir débarrassé le larynx des caillots sanguins qu'il renferme, on le remplit de couches d'ouate ou l'on y dispose des tampons d'ouate et de gaze iodoformée, pourvus de fils permettant de les fixer et d'en prévenir la déglutition. Il est avantageux de faire usage de tampons assez longs, aplatis, que l'on dispose de champ, et dont le bord inférieur peut être traversé par quelques-uns des fils de la suture musculaire.

Les bords de la plaie extérieure sont réunis par deux sutures étagées, à points séparés, distants d'un centimètre à un centimètre et demi ; la première est faite sur la couche musculaire, l'autre sur la peau. Pour l'une et l'autre, on emploie du fil de soie ou simplement du fil de Bretagne. Le point de la suture cutanée placé en avant de la canule doit être solide, afin d'empêcher tout déplacement de celle-ci, que l'on assujettit en outre au moyen de deux lanières de bande ou de bourdonnet fixées sur le pavillon de la canule et nouées au bord supérieur de l'encolure (1).

Soins consécutifs. — L'animal relevé est placé dans un box sans litière et soumis à une diète absolue pendant vingt-quatre heures. Möller, qui a formulé ces indications, ne les applique plus rigoureusement. Depuis quelque temps, il fait donner à ses opérés, dès le premier jour, de la litière et de l'eau de boisson.

Le lendemain, on enlève le pansement et la canule. La peau du voisinage de la plaie est débarrassée des croûtes qui s'y sont formées, puis les points de suture sont coupés successivement et les tampons retirés. On nettoie ensuite l'intérieur du larynx avec une éponge serrée entre les mors d'une pince ou à l'aide de boulettes d'ouate enroulées sur de petits bâtonnets, en faisant maintenir écartées les lèvres de la plaie au moyen d'érignes à large gorge (écarteurs de Fara-

---

(1) Les principales modifications que l'on peut apporter à l'opération, tout en la simplifiant, sont les suivantes : 1° Ouvrir le larynx en arrêtant l'incision, en arrière, au premier cerceau de la trachée ; 2° Ne pas faire usage de canule ; 3° Ne pas appliquer de pansement. — L'avenir dira si elles sont avantageuses.

bœuf). Enfin la canule est enlevée après avoir donné un coup de ciseaux sur le tube de caoutchouc fixé à sa tubu-

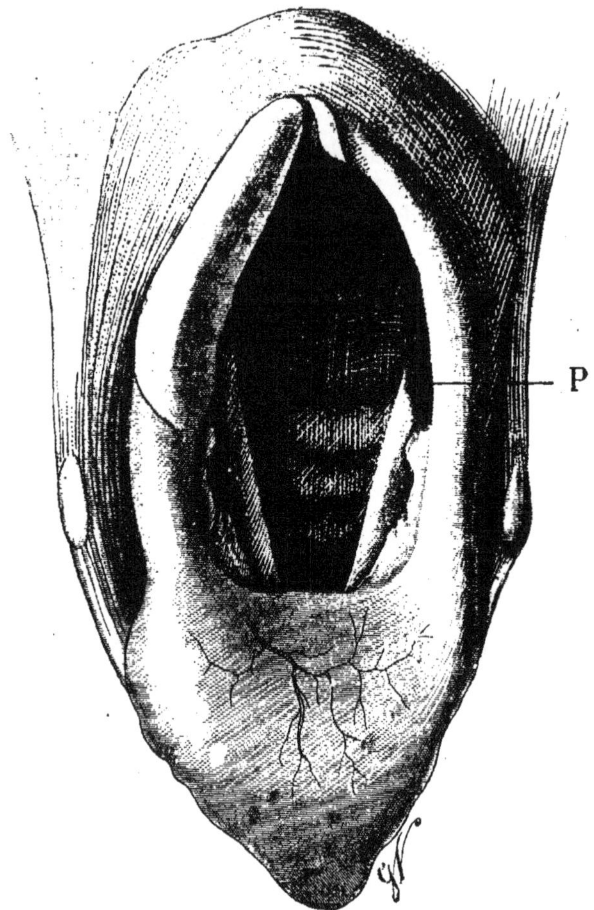

Fig. 17. — Orifice supérieur du larynx et glotte d'un cheval corneur mort de pneumonie dix-huit jours après l'opération. Les lèvres de la plaie résultant de l'ablation de l'aryténoïde n'ont pas été suturées. — P, plaie en voie de réparation.

lure et permis ainsi le dégonflement de la membrane élastique qui ferme la trachée. Assez souvent, du reste,

cette membrane est revenue sur elle-même et quelquefois
elle est déchirée.

La cicatrisation régulière de la plaie est favorisée en appliquant sur chacune des lèvres quelques points de suture
qui réunissent la peau à la couche musculaire sous-jacente.
Afin de permettre la libre exécution de la respiration, les
fils du point de suture médian de chaque lèvre, conservés

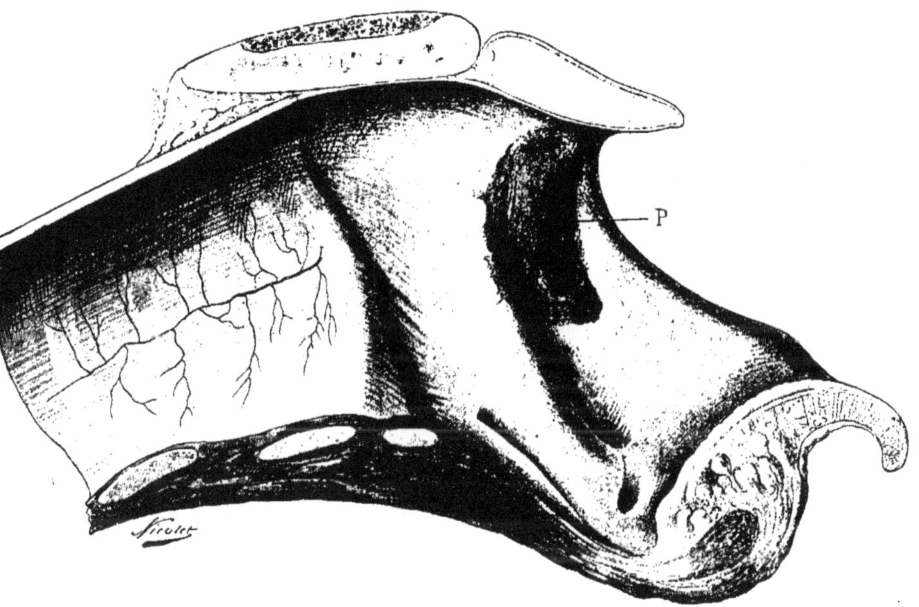

Fig. 18. — Coupe antéro-postérieure du larynx précédent. — P, plaie.

longs, sont noués, modérément tendus, au bord supérieur
de l'encolure. Ils maintiennent la plaie béante et empê-
chent l'affrontement de ses bords pendant l'inspiration. Le
troisième ou le quatrième jour, ces fils sont coupés et la
suture enlevée.

Les soins ultérieurs consistent à nettoyer la plaie extérieure trois fois par jour, avec une solution antiseptique
(acide phénique, sublimé ou crésyl), sans chercher à agir

d'une manière quelconque sur la plaie intra-laryngienne, dont la réparation régulière est la condition nécessaire du succès. Toutes deux se cicatrisent assez rapidement. Généralement la première est entièrement fermée au bout d'un mois.

On a recommandé de ne donner à l'animal que du foin et de l'eau pendant les trois ou quatre premiers jours, mais on peut le remettre immédiatement à son régime ordinaire. La seule indication importante, c'est de placer les aliments et l'eau de boisson à une faible hauteur du sol, afin de favoriser la sortie, par la plaie, des parcelles alimentaires et du liquide qui pénètrent dans le larynx pendant les premiers jours.

La réaction fébrile provoquée par l'opération est peu accusée et ne persiste que quelques jours. Dans la plupart des cas, la température ne dépasse pas 39°.5.

On doit laisser l'animal au repos complet pendant trois à quatre semaines. Il faut ensuite le promener matin et soir ou le remettre à un léger service.

On ne peut guère juger du résultat définitif que dans le courant du troisième mois.

Dans le but de provoquer la résorption des éléments néoformés dont l'évolution à l'état de tissu stable n'est pas achevée, et d'éviter dans la mesure du possible la formation d'une cicatrice saillante, je fais donner à mes opérés, dans leur boisson, de la deuxième à la cinquième semaine, une dose quotidienne de 8 à 15 grammes d'iodure de potassium.

Accidents et complications. — 1° *Blessures de la muqueuse et de l'aryténoïde conservé.* — Elles résultent d'*échappées* faites pendant l'exécution des manœuvres que comporte le troisième temps, mais surtout au moment où l'on sectionne le cartilage près de son angle articulaire ; la muqueuse peut être lésée plus ou moins gravement si l'animal venant à réagir la tête n'est pas solidement assujettie. En effectuant la suture, l'aryténoïde conservé peut encore être blessé par l'aiguille. Dans la plupart des cas où ce cartilage s'enflamme, la muqueuse qui le recouvre se tuméfie, s'indure, acquiert une épaisseur énorme, et le cornage persiste intense.

2° *Déglutition incomplète du pansement.* — Lorsque les tampons ou les compresses de gaze placés dans le larynx ne sont pas étroitement fixés, l'animal, par les efforts de déglutition qu'il exécute, peut les faire pénétrer dans l'œsophage, où ils sont bientôt énergiquement enserrés par une contracture de la musculeuse de ce conduit. Le lendemain, en levant le pansement, on trouve le larynx vide. — On doit extraire ces tampons en faisant maintenir la tête étendue sur l'encolure et en exerçant, sur les fils dont ils sont pourvus, des tractions modérées, continues, verticales ou légèrement obliques en avant.

3° *Pneumonie par corps étrangers.* — Il semblerait que cette complication dût survenir assez fréquemment, étant données la brèche faite à la voûte aryténoïdienne, la fermeture moins parfaite de l'orifice supérieur du larynx et la pénétration dans celui-ci, pendant quelque temps, de matières alimentaires, de salive ou d'eau de boisson.

En réalité elle est très rare, et dans les cas où on l'a observée, l'inattention, la négligence dans les soins, n'ont sans doute pas été étrangères à sa production. On a les plus grandes chances de l'éviter en plaçant les aliments et les boissons à une faible hauteur au-dessus du sol et en ne laissant pénétrer aucune substance irritante dans la trachée lorsqu'on procède au nettoyage de la plaie.

4° *Bourgeonnement exubérant du tissu de cicatrice.* — Il est bien difficile de surveiller la réparation de la plaie intra-laryngienne et d'intervenir lorsqu'il s'y développe des végétations plus ou moins saillantes. Celles-ci, d'ailleurs, ne sont pas fréquentes, et il y a plus d'inconvénients que d'avantages à essayer de les prévenir en agissant directement sur le tissu réparateur. L'écartement des lèvres de la plaie extérieure et l'introduction dans le larynx de corps étrangers irritants sont des causes d'inflammation de la muqueuse ; il est sage de compter avec elles.

5° *Déformation des anneaux cartilagineux sectionnés à l'origine de la trachée.* — Elle consiste en l'aplatissement latéral de ces anneaux et survient sans doute consécutivement à l'inflammation développée dans leur substance. Le diamètre transversal du canal trachéal peut être réduit à un centimètre. La section d'un trop grand nombre de cerceaux, l'écartement de leurs abouts par le séjour prolongé de la canule dans la trachée, les pressions exercées sur la partie supérieure du conduit et l'extension au périchondre de l'inflammation de la muqueuse : telles sont les causes de cet accident. L'ossification partielle des anneaux incisés, du cricoïde et du corps du thyroïde, survient dans tous les cas : mais elle reste limitée à la partie de ces cartilages qui borde la plaie et elle n'entraîne aucune déformation du larynx.

6° *Rétrécissement de la trachée au niveau de l'application du manchon de caoutchouc.* — Consécutif à la gangrène partielle de la muqueuse trachéale, il est le résultat dernier de la compression exercée sur cette membrane par le manchon de caoutchouc trop fortement gonflé. La néoformation fibreuse qui fait suite à l'élimination de l'eschare acquiert rapidement de fortes proportions. En six semaines, la lumière de la trachée peut être réduite au point de permettre à peine l'introduction du doigt. — Pour conjurer cet accident, il suffit de gonfler modérément l'ampoule de caoutchouc qui doit occlure la trachée, ou d'employer une canule entourée de gaze.

7° *Toux persistante et rejet par les cavités nasales de parcelles alimentaires et d'eau de boisson.* — Ces phénomènes surviennent généralement vers la quatrième semaine. La toux, qui apparaît surtout au début de l'exercice, est occasionnée par l'irritabilité anormale du tissu de cicatrice. Quant au rejet par les cavités nasales des substances ingérées, il doit tenir à une cicatrisation irrégulière de la partie antérieure de la plaie aryténoïdienne, entraînant une gêne dans le fonctionnement du pharynx et de l'origine de l'œsophage.

La *septicémie* et le *tétanos* sont encore deux complications possibles lorsqu'on ne prend pas les soins nécessaires pour éviter l'infection des plaies pendant et après l'opération (instruments, doigts de l'opérateur ou des aides, objets de pansement, levée de celui-ci, nettoyage de la plaie extérieure).

****

L'aryténectomie a été diversement appréciée par les vétérinaires qui l'ont pratiquée. Il ne me paraît pas possible à l'heure actuelle d'en fixer rigoureusement la valeur; avant de la juger définitivement, il convient d'attendre les enseignements de l'expérience. Mais je tiens à affirmer qu'elle m'a procuré une proportion de succès fort encourageante, et que, dans les cas heureux, elle donne la guérison complète et durable du cornage.

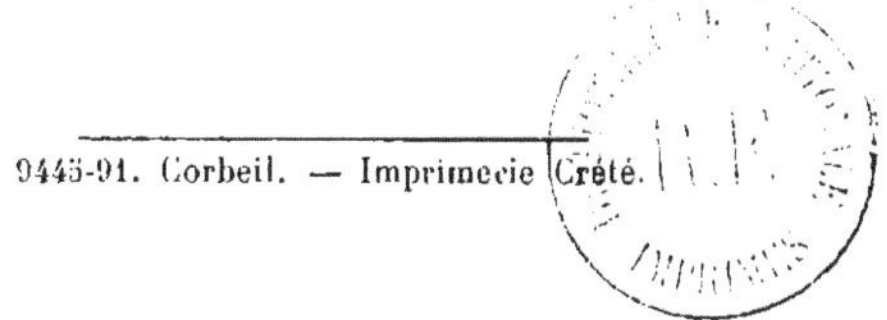

9445-91. Corbeil. — Imprimerie Crété.